CONTRIBUTION A L'ÉTUDE

DES

LÉSIONS CARDIAQUES

DANS LEURS RAPPORTS

AVEC L'ATAXIE LOCOMOTRICE

Par Aimé VIÉLA

DOCTEUR EN MÉDECINE

MONTPELLIER

TYPOGRAPHIE ET LITHOGRAPHIE BOEHM ET FILS

ÉDITEURS DU MONTPELLIER MÉDICAL, DE LA REVUE DES SCIENCES NATURELLES,
IMPRIMEURS DE LA GAZETTE HEBDOMADAIRE DES SCIENCES MÉDICALES

1884

T 101

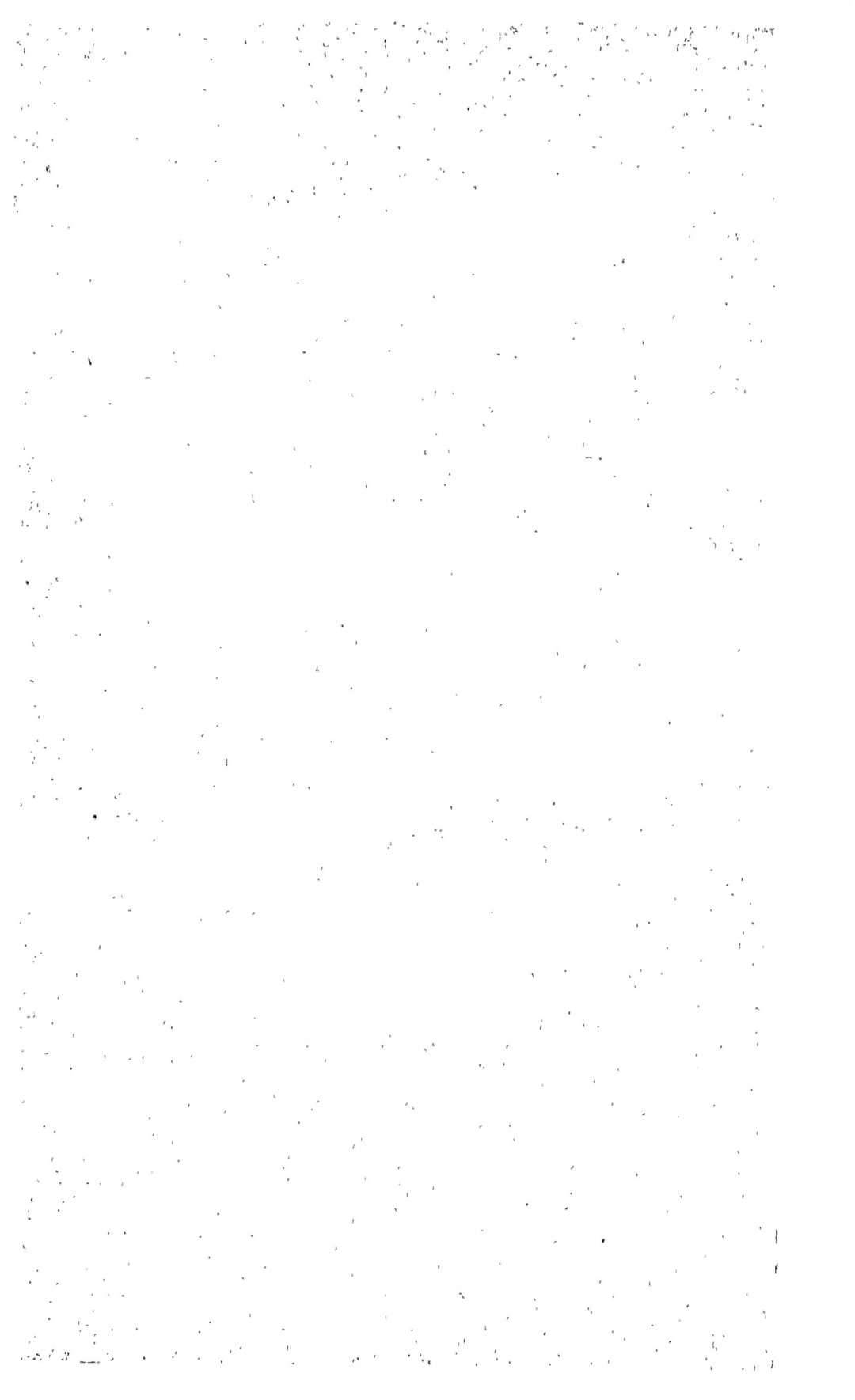

CONTRIBUTION A L'ÉTUDE

DES

LÉSIONS CARDIAQUES

DANS LEURS RAPPORTS

AVEC L'ATAXIE LOCOMOTRICE

Par Aimé VIÉLA

DOCTEUR EN MÉDECINE

MONTPELLIER

TYPOGRAPHIE ET LITHOGRAPHIE BOEHM ET FILS

ÉDITEURS DU MONTPELLIER MÉDICAL, DE LA REVUE DES SCIENCES NATURELLES.

IMPRIMEURS DE LA GAZETTE HEBDOMADAIRE DES SCIENCES MÉDICALES

1884

A LA MÉMOIRE DE MON PÈRE

A MA MÈRE

A mon Oncle E. SOMPAYRAC

A TOUS MES PARENTS

A. VIÉLA.

INTRODUCTION

DIVISION DU SUJET.

Nous avons eu, dans ces derniers temps, l'occasion d'observer dans les hôpitaux de Montpellier quelques ataxiques porteurs de lésions cardiaques. Cette particularité nous ayant frappé, nous recherchâmes dans les publications scientifiques des faits analogues. Le Mémoire que M. le professeur Grasset a consacré à cette question nous inspira l'idée de faire de cette étude le sujet de notre Thèse inaugurale. Le sujet est certainement intéressant ; mais il est nouveau, et par suite difficile. Aussi ne l'aurions-nous pas préféré si nous n'avions compté sur l'obligeance de M. le professeur agrégé Hamelin, chargé de la clinique des vieillards à l'Hôpital-Général, et sur l'indulgence de nos Maîtres.

Nous n'avons pas la prétention d'avoir élucidé une question aussi difficile que celle de la pathogénie des lésions cardiaques dans le cours de l'ataxie locomotrice. Mais nous nous sommes efforcé, dans la limite de nos faibles moyens, de réunir le plus grand nombre possible d'observations et de vérifier les théories au moyen de la clinique. Nous avons essayé de prouver qu'aucune des théories émises jusqu'ici n'est suffisante à expliquer tous les cas, mais que chacune rend compte de quelques-uns. La tâche était difficile ; on nous pardonnera de l'avoir remplie sans talent, et nos Juges voudront bien ne voir que notre bonne volonté et notre inexpérience.

2

Notre travail est divisé en quatre chapitres.

Le premier est consacré à l'Historique de la question : dans le deuxième, nous donnons les Observations que nous avons recueillies dans les divers auteurs ; le troisième traite de la Nature, de la Fréquence et des particularités cliniques des lésions cardiaques chez les tabétiques; nous avons essayé, dans le quatrième, de discuter la valeur des idées pathogéniques émises par ceux qui se sont occupés de la question, et nous avons fait suivre cette discussion de Conclusions générales.

M. le professeur agrégé Hamelin a bien voulu nous autoriser à puiser largement dans son enseignement : nous nous faisons un devoir de lui exprimer publiquement notre gratitude pour les remarques judicieuses qu'il nous a faites à propos de quelques points délicats de notre travail.

Que M. le Dr Sarda, chef de clinique à l'Hôpital-Général, veuille bien recevoir tous nos remerciements pour le précieux et bienveillant concours qu'il nous a si gracieusement prêté dans l'accomplissement de notre tâche !

CONTRIBUTION A L'ÉTUDE

DES

LÉSIONS CARDIAQUES

DANS LEURS RAPPORTS

AVEC L'ATAXIE LOCOMOTRICE

HISTORIQUE.

L'étude des lésions cardiaques chez les ataxiques est de date toute récente. Sans doute, on avait bien noté des troubles circulatoires divers, tels que : palpitations, accélérations du pouls, dicrotisme. Mais c'est Vulpian qui, le premier, attira l'attention sur les altérations que présente quelquefois le cœur chez les tabétiques. « Je vous signalerai, disait-il, dans ses *Leçons sur les maladies de la moelle*, les affections cardiaques et aortiques (endaortite scléreuse, scléro-athéromateuse) comme assez fréquentes dans l'ataxie arrivée à la période terminale. Je ne puis affirmer qu'il y ait là une relation de cause à effet ; mais, enfin, je crois devoir appeler votre attention sur ces coïncidences. »

Ailleurs [1] le même Professeur, après avoir résumé une observation de tabes, s'exprime ainsi : « M. Charcot a bien des fois

---

[1] Clinique de la Charité, pag. 812, 1879.

insisté devant moi, à la Salpêtrière, sur la fréquence des lésions aortiques chez les ataxiques. Elles sont, avec les lésions des reins, des poumons, un des accidents qui tuent le plus fréquemment les malades ».

En juillet 1879, Berger et Rosenbach [1] signalaient sept cas d'insuffisance aortique chez les ataxiques, sans chercher d'ailleurs la relation de cause à effet entre les deux altérations.

L'année suivante, le savant professeur Grasset, alors chargé du cours de clinique des maladies des vieillards à l'Hôpital-Général, observait deux cas de lésions cardiaques chez des ataxiques et réunissait les divers cas publiés auparavant par les divers auteurs. Après avoir rassemblé 24 cas de tabétiques cardiaques, il publiait, dans le *Montpellier médical* de juin 1880, une monographie intéressante ayant pour titre : *Ataxie locomotrice et lésions cardiaques. Contribution à l'étude du retentissement des maladies douloureuses sur le cœur.* Après une discussion sérieuse des diverses interprétations auxquelles peut prêter la question, M. Grasset termine par les conclusions suivantes :

« 1° La coïncidence de l'ataxie locomotrice et d'une lésion cardiaque est assez rare ; cependant Berger et Rosenbach en ont réuni 7 cas ; j'en ai observé moi-même 2, et j'en ai trouvé 15 autres dans différents auteurs ;

» 2° Ces observations réunies ne confirment pas le rapport particulier que Berger et Rosenbach avaient cru pouvoir établir entre le tabes et l'insuffisance aortique. On trouve indistinctement différentes lésions cardiaques ;

» 3° Si cette coïncidence des deux lésions n'est pas seulement due au hasard et si l'on veut trouver entre elles un lien pathogénique, il paraît impossible de rattacher le tabes à la lésion cardiaque, ou même la lésion cardiaque à une action directe de la moelle malade sur le cœur ;

[1] Ueber die Coïncidenz von Tabes dorsalis und Insufficiens aortes. (Klappes ; Berl. klin. Wochensch, n° 27, pag. 402.)

»4° La plupart des cas de tabes compliqué d'altération cardiaque ont été remarquables par l'intensité et la durée des douleurs ;

»5° Dès lors, on peut supposer que l'ataxie locomotrice déve-
loppe l'altération cardiaque, non plus à titre de maladie de la
moelle, mais à titre de maladie douloureuse ;

»6° Les physiologistes ont en effet montré le retentissement
que les excitations périphériques ont sur l'organe central de la
circulation. Et les cliniciens sont en train de fonder un groupe
spécial de maladies du cœur secondaires à des maladies douloureuses.

»L'altération cardiaque que présentent certains tabétiques ren-
trerait dans ce groupe, où figurent déjà les troubles cardiaques
consécutifs à plusieurs affections douloureuses de l'abdomen.

»7. L'avenir seul peut montrer si réellement cette relation ou
une autre analogue existe entre le tabes et les maladies du cœur,
et si les cas que nous avons réunis ne sont que le pur effet du
hasard. »

Nous n'insisterons pas, dans ce chapitre, sur le Mémoire du
brillant Professeur, nous réservant de l'analyser au chapitre consacré à la Pathogénie.

En 1880, Letulle publie deux cas de lésions cardiaques chez
des ataxiques et se livre à une étude particulière au sujet des
rapports de l'athérome et de l'artérite chronique avec les lésions
cardiaques, d'une part, et les lésions médullaires, d'autre part.

« Nous cherchons, dit-il, la raison de la prédominance des
altérations au niveau de l'orifice aortique, et nous croyons la
trouver dans la nature même des lésions de cet orifice. C'est à
l'athérome artériel que l'on doit demander compte de sa prédi-
lection pour l'origine de l'aorte. D'ailleurs, c'est peut-être la
même lésion artérielle, artérite chronique, artério-sclérose généralisée, que l'on devrait mettre en cause dans un certain nombre

de faits pour expliquer le développement des phénomènes tabétiques [1]. »

C'est à cette époque que venaient de paraître un grand nombre de Mémoires sur l'endartérite généralisée, sur l'artério-sclérose, Mémoires d'où est sortie la théorie, adoptée par Peter, Sutton, Gull, de la production de l'hypertrophie cardiaque, et particulièrement de l'hypertrophie ventriculaire gauche et de la néphrite interstitielle, par une même cause, l'artério-sclérose.

Dans ces dernières années, beaucoup de recherches ont été faites à ce sujet, et l'on peut dire que le terrain a déjà porté des fruits, que l'étude des scléroses est entrée dans une nouvelle voie.

En 1881, le Dr Hippolyte Martin, à qui l'on doit bon nombre de travaux intéressants sur la pathogénie de l'endartérite et des endocardites, publie un Mémoire sur les scléroses dystrophiques[2].

Dans un cas d'ataxie locomotrice, le Dr H. Martin a vu une ou plusieurs artères des méninges au niveau de la zone postérieure et dans toute la hauteur de la moelle où la constatation en a été possible, atteintes d'artérite, tandis que les artérioles de la partie restante de la circonférence médullaire étaient saines. C'est là une observation unique, et cependant l'auteur ajoute : « Nous sommes convaincu que cette lésion artérielle ne fait peut-être jamais défaut, quelle que soit la cause de l'ataxie ». Et voici la conclusion à laquelle il arrive : « Cette connaissance de l'endartérite progressive nous rend compte d'un grand nombre de scléroses viscérales ; elle nous montre, en outre, le lien qui unit, au point de vue pathogénique, un certain nombre de scléroses entre elles. Elle nous explique pourquoi la cirrhose peut débuter par tel organe plutôt que par tel autre ; pourquoi, par exemple, la lésion du cœur dite consécutive à la néphrite inter-

---

[1] Gazette médicale, n°s 39 et 40, 1880.

[2] Recherches sur la nature et la pathogénie des lésions viscérales consécutives à l'endartérite oblitérante et progressive. (Revue de Médecine, 1881.)

stitielle peut précéder cette néphrite ; pourquoi l'endartérite peut se localiser, primitivement ou après d'autres localisations semblables, dans les artérioles nourricières des régions postérieures de la moelle et y déterminer la lésion et les symptômes de l'ataxie ; pourquoi, enfin, il existe un trait d'union si remarquable entre des affections en apparence si dissemblables. »

Nous reviendrons plus tard sur cette hypothèse, qui pouvait paraître fort hardie tout d'abord, pour poursuivre notre historique.

En 1881 aussi, le D⁻ Jaubert soutenait devant la Faculté de Médecine de Paris une Thèse sur le même sujet. A côté des faits réunis par Grasset, viennent prendre place, dans ce travail, douze observations nouvelles, dont quelques-unes inédites. Comme Grasset, Jaubert constate l'absence, dans la plupart des cas, de l'étiologie ordinaire des lésions cardiaques et des troubles ordinaires de ces lésions. Mais, tandis que Grasset fait observer que les faits de coïncidence sont rares, Jaubert les trouve assez fréquents. De plus, il indique la rareté relative des lésions mitrales. Enfin, c'est surtout au sujet de la pathogénie de ces lésions que les deux auteurs sont le moins d'accord. Pour le dernier, en effet, lésion cardiaque et ataxie locomotrice seraient l'une et l'autre la conséquence d'une même lésion de nutrition « qui serait une sorte de diathèse fibreuse ». Voici du reste les conclusions posées par Jaubert :

« 1° La coïncidence des lésions cardiaques ou aortiques avec l'ataxie locomotrice paraît exister dans un assez grand nombre de cas ;

» 2° Les lésions aortiques sont les plus fréquentes ;

» 3° Les lésions ne semblent pas dépendre des conditions étiologiques communes des maladies du cœur ;

» 4° Elles sont caractérisées par l'absence de troubles fonctionnels ;

» 5° Assez souvent elles constituent la terminaison de la maladie, la mort étant produite, soit par asystolie, soit par syncope.

» 6° Si cette coïncidence des deux lésions n'est pas seulement due au hasard, on peut supposer qu'elles sont peut-être l'une et l'autre sous la dépendance d'une même lésion de nutrition qui serait une sorte de diathèse fibreuse. »

Dans ces derniers temps, Teissier a repris la question [1]. Il a réuni, dit-il, 52 observations, dont 6 personnelles. Sur 12 à 15 ataxiques de son service du Perron, il y aurait au moins 6 cardiopathes avérés. Teissier est porté à admettre que, dans la plupart des cas, la lésion aortique et la sclérose spinale sont sous la dépendance de l'*endartérite oblitérante*. des petits vaisseaux.

Mais, à côté de ces cas, il en est d'autres qui ne lui paraissent pas devoir être expliqués de la même manière, et, dit Teissier, « nous n'éprouvons aucune hésitation à affirmer qu'on peut devenir cardiaque par le seul fait qu'on est ataxique ». Et d'abord, l'action prolongée de la douleur et le surmenage du cœur peuvent produire des cardiopathies. Il y a plus, on observe parfois une altération particulière des valvules aortiques, l'état fenêtré, que l'existence de l'ataxie locomotrice chez le malade peut bien expliquer. Cet état fenêtré entraînerait des perforations valvulaires que Teissier a rencontrées dans les affections nerveuses chroniques, et surtout dans le tabes.

Dans 35 autopsies où la lésion dont nous parlons a été cherchée, 27 fois il s'agissait d'une affection nerveuse de longue durée (sclérose en plaques, tumeur cérébrale, épilepsie, paralysie agitante, etc.). C'est surtout dans le tabes que l'état fenêtré s'observe. Or cet état fenêtré produit facilement la perforation valvulaire, d'où insuffisance aortique plus fréquente que les autres lésions.

[1] Note sur les lésions trophiques des valvules aortiques dans l'ataxie locomotrice. (Lyon médical, 10 février 1884.)

Si maintenant nous résumons ce court historique, nous pouvons dire que, pour la plupart des auteurs, les lésions aortiques sont, chez les tabétiques, plus fréquentes que les autres; mais l'accord n'existe pas entre eux; les uns soutenant que la cause des cardiopathies doit être cherchée dans l'action réflexe, d'autres prétendant que la moelle malade agit directement sur le cœur, d'autres voulant que sclérose médullaire et cardiopathies soient sous la dépendance d'un même processus (endartérite oblitérante d'une part, diathèse fibreuse d'autre part).

Faut-il chercher une nouvelle théorie ou les adopter toutes ? C'est ce que nous nous proposons d'examiner dans un prochain chapitre.

OBSERVATIONS.

Nous donnons ci-après le résumé des observations réunies par Grasset et Jaubert; nous ne nous étendrons que sur nos observations personnelles.

Voici d'abord les faits de Berger et Rosenbach, tels qu'ils sont indiqués par ces auteurs :

I. — J. H..., femme (les deux affections à l'autopsie).

II. — N. N..., femme, 40 ans environ.

III. — P. R..., femme, 36 ans.

IV. — V. F..., homme, 42 ans.

V. — M. S..., femme, 39 ans.

VI. — R. H..., femme, 56 ans.

VII. — L. G..., femme, 56 ans.

Dans tous ces cas, il existait une insuffisance aortique.

Viennent ensuite les faits réunis par Grasset.

VIII. Grasset[1]. — G..., coiffeur, ataxie locomotrice douloureuse. Douleur au début ; depuis quinze ans, elles n'ont pas
cessé ; crises atroces à forme arthralgique, anesthésie; incoordination motrice. Le tout limité aux membres inférieurs.

Pas de rhumatisme ; excès, accidents vénériens, plusieurs
chancres, un bubon ; maux de gorge, ulcère au coin des lèvres,
chute des cheveux. Jamais traitement antisyphilitique sérieux.

Rien n'attire l'attention sur le cœur. Cependant, un an avant
le début de l'ataxie, chute, après laquelle palpitations.

La pointe bat dans le septième espace, sur la ligne mamelonnaire. Bruit de souffle très marqué, maximum pointe et premier temps, couvrant entièrement le petit silence et le second
bruit; ne se prolonge pas dans les vaisseaux du cou.

Pouls régulier, petit, dépressible ; 94 pulsations.

IX. Grasset[2]. — Hon... Début par gastralgie, puis douleur
thoracique constrictive, puis douleurs fulgurantes ; crises douloureuses toujours fortes le tourmentent encore aujourd'hui.

Anesthésie plantaire jusqu'aux deux genoux ; hémianesthésie
gauche générale et complète. Incoordination absolue et impossi-
bilité de se tenir debout quand yeux fermés.

Crises de contractures (sortes d'attaques épileptiformes) qui
surviennent, soit spontanément pendant attaques douloureuses,
soit quand malade cherche, yeux fermés, à mouvoir membres
anesthésiés. — Crises accompagnées de perte de connaissance
complexe, et suivies de disparition absolue de la mémoire pour
ce qui a immédiatement précédé l'attaque.

Aucun antécédent de rhumatisme ; aucune étiologie connue à
cette maladie.

Aucun signe fonctionnel de lésion cardiaque ; aucun trouble

[1] *Loc. cit.*
[2] *Ibid.*

circulatoire ; pointe bat dans le sixième espace, sur la ligne mamelonnaire.

Matité précordiale se continue en bas et à droite (au-dessous et à droite de la pointe) jusqu'au rebord des côtes et au
creux épigastrique. Souffle intense, à double courant, perçu
dans toute l'étendue de la région précordiale, plus spécialement
tout le long du sternum, et peut-être mieux le long du bord
droit de cet os. Maximum à base. A pointe, souffle au premier
temps suivie d'un petit claquement au deuxième temps. Souffle
se retrouve, au premier temps, dans les artères du cou, moins
marqué qu'au cœur.

Battements réguliers. Tracé cardiographique montre inéga-
lités très nettes dans les pulsations. De plus, il y a des crochets à
la descente, une sorte de tricrotisme assez régulier, la ligne
d'ascension étant en général assez nette et verticale. La ligne
de descente s'abaisse quelquefois plus bas que niveau général des
minima.

Artères du cou battent violemment, plus fort à gauche qu'à
droite. Peau de cette région soulevée en outre par une série
d'ondulations très rapprochées, analogues à celles de l'épigastre.

A l'épigastre, battements intenses, beaucoup plus violents qu'à
la pointe du cœur elle-même. Ces battements sont formés d'une
série d'ondulations non isochrones aux pulsations cardiaques.
Le tracé de ces battements, pris avec le grand enregistreur de
Marey, ne présente aucune trace des systoles cardiaques. Il est
entièrement constitué par de petites ondulations entièrement
comparables aux crochets que nous avons signalés dans la ligne
de descente du tracé cardiographique.

Le tracé sphygmographique (à la radiale) est bas, formé
d'abord d'une ligne oblique, plus d'une ligne verticale, d'un
léger crochet au sommet (pas constant), un petit plateau et une
ligne de descente droite. Pouls régulier et petit.

Les faits suivants ont été reproduits par Grasset.

X. Ortet [1].— Douleurs qui font prendre longtemps la maladie pour une paralysie rhumatismale. Au cœur, souffle léger au premier temps ; à de très longs intervalles, des irrégularités peu marquées. Cœur un peu plus volumineux qu'à l'état normal.

XI. Topinard [2].— Douleurs comparées à des coups de lancette, à des ruptures subites des os ou à des déchirures. On entend, à la base du cœur, un bruit de souffle doux se prolongeant dans les vaisseaux, et à pointe tintement métallique. Absence d'autres troubles cardiaques autorise à les considérer comme anémiques (?).

XII. Charcot et Bouchard [3]. — Cas célèbre dans lequel les douleurs fulgurantes constituèrent seules toute la maladie.

En 1863, bruit de souffle doux au cœur, se prolongeant dans es carotides. En 1865, accès de dyspnée dans la nuit. Double bruit de souffle au cœur, rude, ayant son maximum à la base, s'étendant faiblement à la pointe, se prolongeant dans les carotides. Le bruit du deuxième temps est plus marqué et comme râpeux. Il n'y a jamais eu d'œdème des extrémités; les urines ne contiennent pas d'albumine.

En novembre 1865, troubles circulatoires profonds et généralisés. Mort en janvier 1866.

A l'*autopsie*, outre la lésion classique de la moelle, le cœur pesait 550 gram. ; hypertrophié d'une manière générale, il était distendu par une grande quantité de sang noir. La crosse de l'aorte était dilatée ; ses parois épaissies étaient encroûtées d'athérome calcaire non ulcéré. Les valvules sigmoïdes de l'aorte, dures, recroquevillées, produisaient une insuffisance très prononcée et portaient, sur leur bord libre, de petites végétations

---

[1] Thèse de Paris, 1862, n° 205, Obs. III, pag. 23.
[2] De l'Ataxie locomotrice, Obs. CCXXIV, pag. 421 (1864).
[3] Société de Biologie, 1866.

verruqueuses, formées exclusivement de fibrine en régression graisseuse, sans traces d'organisation.

XIII. Delamarre [1]. — Douleurs fulgurantes, crises gastralgiques, etc. La pointe du cœur bat dans le sixième espace intercostal; pas d'augmentation de volume à la percussion; dédoublement du premier bruit, surtout à la base du cœur.

XIV. Léon [2]. — Douleurs fulgurantes « atroces », etc. Deux crises d'asystolie à un an de distance. La seconde emporte le malade. Rien n'est cependant noté, à l'autopsie, pour le cœur. Cœur distendu pas du sang noir et fluide ; énormes caillots fibrineux.

XV. Mauquié [3]. — Douleurs comparées à des coups de poignard. Depuis treize ans, il paraît avoir eu des battements de cœur. Les jambes enflent quelquefois. Il a à la pointe du cœur et au premier temps un souffle très marqué.

XVI. Voisin [4]. — Pendant sept ans, douleurs gastralgiques avec vomissements, revenant tous les quinze jours, durant vingt-quatre à trente-six heures. Sensation de brûlure, de déchirure. En plus, pendant trois ans, douleurs térébrantes dans les membres, etc. Les battements du cœur sont un peu parcheminés.

A l'*autopsie*, le péricarde contient 100 gram. de liquide. Cœur mou, flasque et surchargé de graisse. Valvules athéromateuses.

XVII. Jean [5]. — Douleurs fulgurantes très intenses (toutes les trois semaines pendant plusieurs heures). Douleurs gastralgiques, etc.

[1] Thèse de Paris, 1866, n° 250, Obs. II, pag. 25.
[2] Thèse de Paris, 1867, n° 247, Obs. II, pag. 15.
[3] Thèse de Paris, 1868, n° 203, Obs. I, pag. 35,
[4] Bulletin de la Société anat., tom. XLIX, 1874, pag. 814.
[5] Bulletin de la Société anat., tom. L, 1875, pag. 807.

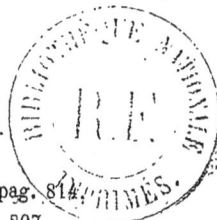

A l'*autopsie*, légère insuffisance aortique ; hypertrophie très considérable du ventricule gauche.

XVIII. Jacquinot [1]. — Cite dans sa Thèse des faits dans lesquels il y avait, en même temps que des crises gastriques et en dehors de ces crises, de violentes palpitations. Dans un cas de Desnos, crise douloureuse avec syncope ayant entraîné la mort.

XIX. Vulpian [2]. — Crises gastriques depuis douze ans. Battements irréguliers et intermittents. A la pointe, et surtout quand les mouvements sont rapides, prolongement vague du premier bruit.

XX. Vulpian [3]. — Douleurs fréquentes, violentes ; douleurs en ceinture. Marche rapide de la maladie. Prolongement du premier bruit à la pointe.

XXI. Vulpian [4]. — Rhumatisme douteux sans antécédents de la mère, mais pas chez le malade. Douleurs depuis six ans aux membres inférieurs, puis aux lombes. « La matité précordiale est augmentée d'étendue, ayant doublé à peu près. La pointe bat à trois travers de doigt au-dessous du mamelon. A la base, le premier bruit est légèrement prolongé ; le second présente un souffle très manifeste ayant son maximum au-dessous de la troisième côte, à droite du sternum, tandis que le prolongement du premier bruit devient presque un souffle lorsqu'on remonte vers la base du cou. A la pointe, bruit de souffle presque doux. Double bruit de souffle dans les vaisseaux de la base du cou ; le premier, synchrone au pouls, est le plus fort, tandis que le second, qui coïncide avec la systole artérielle, est assez faible. Dans l'ar-

---

[1] Thèse de Paris, 1877, n° 337, pag. 27.
[2] Maladies du système nerveux, Obs. I.
[3] *Ibid.*, Obs. III, pag. 368.
[4] *Ibid.*, pag. 394.

tère crurale, on aperçoit également un double bruit de souffle coïncidant avec la systole et la diastole artérielle ; le deuxième est très faible (9 décembre 1871).»

Dyspnée assez forte vers le 21 janvier 1872. Le 24, « le bruit de souffle semble avoir augmenté (deuxième temps) ; matité précordiale plus étendue. On entend également le bruit de souffle à la pointe au deuxième temps ; mais il est moins fort qu'à la base. Un peu d'œdème des mains.» Mort dans une crise de dyspnée, le 26.

A l'*autopsie*, rétrécissement et insuffisance aortique, dilatation et hypertrophie du cœur gauche ; parois feuille morte. Lésion des valvules sigmoïdes (épaisses, raccourcies, ratatinées). Lames de valvule mitrale un peu épaissies. Rien au cœur droit. Œdème de l'aorte dans toute son étendue.

XXII. VULPIAN [1]. — Douleurs dans le dos et intercostales. « Au cœur, à la base, bruit de souffle, bruit de rappel. »

A l'*autopsie*, adhérence totale des deux feuillets péricardiques. Cœur à parois un peu friables et jaunâtres ; rien aux valvules et orifices ; quelques plaques scléro-athéromateuses dans l'aorte thoracique et abdominale.

XXIII. VULPIAN [2]. — Lésions athéromateuses chez ataxique.

XXIV. DEBOVE [3]. — Insuffisance mitrale chez un tabétique, analogue à celui de Charcot et de Bouchard (douleurs fulgurantes constituaient toute la maladie).

Les douze observations qui suivent sont extraites de la Thèse de Jaubert.

XXV. KÖHLER. — Küttel (Joseph), 48 ans.

---

[1] *Ibid.*, Obs. II, pag. 399.
[3] *Ibid.*, Obs. III, pag. 406.
[4] Société de médecine des Hôpitaux, 27 juin 1879.

État actuel. — Amaurose de l'œil droit ; paralysie des deux jambes : le malade ne peut les mouvoir un peu que s'il est soutenu et s'il fait clair dans la chambre. Les bras aussi sont profondément atteints. La sensibilité est éteinte aux extrémités. La colonne vertébrale n'est nulle part douloureuse à la pression. Les paroxysmes douloureux qui existaient autrefois sont rares maintenant.

L'examen de la poitrine démontre l'existence de tubercules aux deux sommets. Rien d'anormal au cœur.

A l'*autopsie*, le cœur est sain, abstraction faite de lésions athéromateuses commençantes des valvules mitrales et aortiques.

XXVI. Köhler. — Rott, 60 ans. Son père est mort d'une lésion médullaire.

Pollutions nocturnes. Sensation de coton sous les pieds et grande faiblesse dans les jambes. Amaurose double. Douleurs lombaires survenant rarement. La pression exercée sur les apophyses épineuses n'éveille nulle part de la douleur.

Le choc du cœur est faible, à peine perceptible. On entend à la base et surtout au point correspondant aux valvules aortiques, un souffle qui remplace le bruit systolique ; est très éclatant et se propage aux carotides. Les artères sont rigides ; le pouls, petit, régulier, bat 112 pulsations.

A l'*autopsie*, la crosse de l'aorte a un diamètre qui est du double au triple du diamètre normal ; l'aorte descendante est aussi un peu dilatée et est, comme la crosse, athéromateuse au plus haut degré. Le volume du cœur est presque le double du volume normal, par hypertrophie du ventricule gauche, dont les parois sont très épaisses et très dures. Les valvules aortiques sont tellement ossifiées qu'il en résulte un rétrécissement considérable de l'orifice.

XXVII. Friedreich. — André Lotsch, 33 ans, boulanger,

présente les symptômes ordinaires du tabes dorsalis. Rien au cœur.

A l'*autopsie*, on trouve les valvules normales ; mais le microscope montre une dégénérescence graisseuse colossale du ventricule gauche et aussi, mais à moindre degré, du ventricule droit.

XXVIII. FRIEDREICH.— J. S..., 31 ans, sans profession. Bien portante jusqu'à l'âge de 16 ans, elle ressentit alors une légère faiblesse dans la jambe gauche, puis dans la droite. En même temps survinrent des douleurs fulgurantes dans les deux membres inférieurs, douleurs qui revenaient fréquemment et qui ont persisté. A l'âge de 20 ans, apparition de la faiblesse au bras droit d'abord, puis au bras gauche. Depuis un an, il y a des douleurs fulgurantes aux extrémités des doigts.

La malade n'est pas amaigrie ; elle est bien musclée. Nystagmus. Légères oscillations de la tête et du cou, quand on veut faire tenir la tête droite. Pas de modification morbide des organes thoraciques.

A l'*autopsie*, valvules normales, sauf un état fenêtré des valvules aortiques et pulmonaires. Le microscope montre une dégénérescence graisseuse très prononcée des fibres musculaires à certains endroits.

XXIX. FRIEDREICH. — S. S..., 28 ans, sans profession. Douleurs fulgurantes ; incoordination des mouvements ; diminution de la sensibilité.

Le cœur, un peu couché transversalement, présente son choc dans le quatrième espace intercostal, un peu à gauche de la ligne mamelonnaire. Au ventricule gauche, souffle systolique bruyant; le second bruit pulmonaire est augmenté. On ne peut pas diagnostiquer avec certitude une hypertrophie du cœur.

A l'*autopsie*, le cœur est couché transversalement et sa pointe arrive jusqu'à la ligne axillaire. Hypertrophie du ventricule gauche et surtout des muscles papillaires. Les cordons tendineux de la valvule mitrale sont épaissis, ainsi que les valves, dont le bord libre est racorni, boursouflé. Dans la valve antérieure de l'orifice mitral, on trouve une calcification de la grosseur d'un pois et plusieurs noyaux calcaires plus petits. Les nodules des valvules aortiques sont un peu épaissies ; ces valvules présentent en outre l'état fenêtré.

XXX. OBERMELER. — Gerlach, 52 ans, prêteur sur gages.

Diagnostic. — Paralysie progressive et tabes dorsalis.

Depuis six mois, plusieurs attaques épileptiformes ; marche difficile ; parole gênée, perte de la mémoire ; la sensibilité est obtuse.

Symptômes tabétiques manifestes ; démarche très peu sure. Mort après une attaque épileptiforme.

A l'*autopsie*, leptoméningite spinale chronique ; dégénérescence grise des cordons postérieurs ; hydrocéphalie interne chronique des valvules aortiques ; insuffisance aortique.

XXXI. PIERRET.—H. M..., 60 ans, femme de ménage. Crises douloureuses présentant le caractère fulgurant et occupant surtout les membres. Marche difficile. Incoordination motrice et parésie des membres inférieurs. Plus tard, incoordination des membres supérieurs, surtout à droite. Atrophie musculaire à droite.

A l'*autopsie*, sclérose des cordons postérieurs dans toute la hauteur de la moelle, avec extension de la lésion à la corne antérieure de la substance grise, du côté droit.

Le cœur est très volumineux : il pèse 500 gram. Les cavités cardiaques sont très augmentées, sans qu'il y ait amincissement des parois. On ne constate pas d'altération valvulaire autre qu'un peu d'opacité de la valvule mitrale.

L'aorte est extrêmement athéromateuse ; on rencontre sur ses parois un certain nombre de foyers de ramollissement athéro-mateux.

XXXII. ERB. — H..., général, 47 ans.

Étiologie. — Excès de fatigues professionnelles. Pas d'antécédents héréditaires. Syphilis contractée il y a seize ans.

Symptômes initiaux. — Douleurs lancinantes, diplopie passagère; douleurs en ceinture; faiblesse de la vessie; grande faiblesse des jambes et défaut de sûreté dans l'obscurité.

État actuel.— Ataxie modérée; force très considérable. Sensibilité des pieds un peu diminuée; retard de la sensation douloureuse (double perception). Le malade chancelle quand il a les yeux fermés. Absence du réflexe tendineux. Légère faiblesse de la vessie. Fonctions sexuelles exagérées. Vue normale. Insuffisance des valvules aortiques.

XXXIII. VULPIAN [1]. — F... Élise, 51 ans, domestique, entrée le 5 avril 1873 à la Charité, salle Sainte-Madeleine, lit n° 22.

Renseignements.— Pas d'antécédents héréditaires; pas de maladie sérieuse. Depuis un an, la malade a des douleurs fulgurantes dans les deux jambes. Fourmillements, picotements incessants dans les membres inférieurs, principalement aux extrémités. Les membres thoraciques ne sont pas atteints de douleurs aussi vives.

État actuel.—Depuis le début de ces douleurs, la malade accuse de la faiblesse dans les jambes, cependant la force est conservée. La sensibilité est intacte. Pendant la station verticale, la malade se soutient très bien, mais le début de la progression est hésitant. Perte de sensation du plancher. La démarche est celle d'un aveugle.

Elle porte assez bien son index à son nez ; mais, si on l'invite

[1] Clinique de la Charité.

à mettre le talon sur le gros orteil de l'autre membre, elle ne le fait qu'en tâtonnant et en le cherchant d'abord du côté opposé. La vue baisse depuis assez longtemps; cependant, il y a un mois, elle voyait très bien pour se conduire et même distinguait encore les personnes qu'elle connaissait. Aujourd'hui, elle voit tous les objets comme à travers un nuage épais. Pas d'opacités du cristallin.

Double bruit de souffle à la base du cœur, celui du second temps plus fort que celui du premier. A la pointe, premier bruit légèrement soufflant. Double bruit de souffle dans les artères fémorales; pouls de Corrigan.

Le 6 mai, diarrhée, vomissements; points douloureux au creux épigastrique et le long de la colonne vertébrale.

Le 8, la diarrhée fait place à la constipation. Les vomissements continuent. Dyspnée allant jusqu'à l'orthopnée et la suffocation. Pas de douleur véritable à la région cardiaque. Pas d'irradiation hors de cette région. Deux verres d'eau de Sedlitz.

9. Les symptômes de la veille s'accentuent. La malade est prise de véritables accès de lipothymie. Elle meurt dans la soirée à la suite d'une syncope.

A l'*autopsie,* le péricarde contient environ un quart de litre d'un liquide citrin.

Un peu de graisse au niveau des oreillettes, mais très peu dans les parois ventriculaires. Cœur volumineux. Cavités ventriculaires un peu agrandies. Le myocarde, assez épaissi, présente son maximum d'épaisseur sur le ventricule gauche ; il est peu résistant et se laisse difficilement pénétrer avec le doigt. Valvules souples, non épaissies et sans plaques athéromateuses. Si l'on verse de l'eau dans l'aorte, après avoir ouvert la cavité ventriculaire gauche, l'eau fuit facilement entre les valvules aortiques, qui laissent entre elles un hiatus triangulaire d'assez petite étendue.

L'aorte est énormément dilatée, à la crosse surtout ; c'est une dilatation simple, occupant toute la circonférence du vaisseau, laquelle ne mesure pas moins de 8 à 9 centim. Cette portion du vaisseau est parsemée de plaques athéromateuses de diamètre varié ; quelques-unes ont 4 ou 5 millimètres ou même plus.

Ces plaques, très dissemblables entre elles, sont si nombreuses qu'elles ne sont guère séparées les unes des autres que par des sillons. Les unes sont dures, calcaires, plates, faisant dans l'intérieur du vaisseau des saillies à contours bien limités; les autres, molles, jaunâtres, plus grosses et surtout de beaucoup les plus nombreuses, dessinent à la face interne de l'aorte des éminences arrondies à contours mal limités, se fondant avec les parties avoisinantes.

Enfin, parmi ces plaques, les unes ont une évolution déterminée (plaques calcaires), d'autres ont une évolution du début (plaques gélatiformes) ; les autres enfin sont à une période intermédiaire de leur développement.

Moelle : Sur les coupes transversales, à l'œil nu, on note dans les cordons postérieurs une teinte grisâtre, qui s'accentue de plus en plus à mesure qu'on approche de la région lombaire. A la région cervicale, il y a seulement une teinte grise au point d'arrivée des cordons postérieurs dans les racines postérieures (zone radiculaire interne). L'examen histologique montre qu'il s'agit bien d'une sclérose des cordons postérieurs.

Les nerfs optiques sont atrophiés.

XXXIV JAUBERT... — P. L..., 54 ans, piqueuse de bottines, entrée le 7 janvier 1881 à l'hôpital des Tournelles, où elle est couchée au n° 29 de la salle des femmes.

Début il y a quatorze ans. Raideur dans les jambes, marche difficile ; ni douleur ni perte de sensation de dureté du sol.

Deux ans plus tard, douleurs fulgurantes aux membres inférieurs, revenant par crises; articulation tibio-tarsienne gauche se tuméfia, et progressivement il se fit une atrophie des muscles de la jambe.

Deux ou trois ans plus tard, genou gauche devient très dou-loureux et commence à se tuméfier. Malade entre à la Pitié, où elle est traitée par la vératrine et la strychnine. A partir de ce moment, genou se déforme peu à peu ; il était le siège de dou-leurs plus ou moins vives, continuelles, qui contribuaient à ren-dre la marche plus difficile.

Jusqu'en 1879, la jambe droite, sauf crises de douleurs lan-cinantes, ne présente rien de particulier. Cette année-là, genou droit devient très douloureux; les masses musculaires s'atrophient, ainsi que celles de la cuisse, et la jambe se place en demi-flexion d'une façon permanente.

Membres supérieurs indemnes, sauf nodosités d'Heberden à dernières phalanges des doigts.

Depuis un an, hémoptysies ; de temps à autre, dyspnée ; amai-grissement.

État actuel. — Retard de perception de sensibilité à droite, au membre inférieur. A gauche, anesthésie complète à la piqûre et au froid à la jambe ; à la cuisse, sensibilité diminuée. Crises de douleurs fulgurantes. Incoordination au maximum.

La matité cardiaque commence au niveau du mamelon et des-cend jusqu'à 8 centim. plus bas. La matité transversale commence à 2 centim du bord gauche du sternum et mesure 10 centim.

A la base, dans toute la région sus-mammaire, bruit de souffle râpeux au premier temps ; prolongement du deuxième bruit, avec piaulement. Ces bruits se propagent à l'artère carotide pri-mitive, mais ne s'entendent plus que faiblement à la pointe.

Le pouls est petit, régulier, égal des deux côtés; il n'augmente pas d'intensité quand on élève le bras.

Les artères radiales ne sont pas athéromateuses.

A l'auscultation de l'artère crurale, on ne perçoit qu'un bruit de souffle coïncidant avec la systole cardiaque.

XXXV. Jaubert (communiquée par M. Geneis). — Homme,

37 ans, marbrier, entré le 5 février 1881 à l'hôpital de la Pitié, salle Saint-Benjamin, n° 16. Pas d'antécédents héréditaires ; jamais d'attaques de rhumatisme articulaire.

Il y a un an, douleur dans le genou, la cuisse et l'aine du côté droit ; plus tard, douleurs en ceinture, qui provoquaient des nausées et des vomisssements. Tous ces phénomènes douloureux ont persisté jusqu'à ce jour et se sont compliqués d'une céphal-algie rebelle.

Depuis cinq à six mois, diplopie avec amblyopie assez forte pour qu'au crépuscule le malade ne voie plus ; à ce moment, il lui devient presque impossible de se guider.

État actuel. — Le malade a perdu de sa force ; il commence à éprouver des difficultés dans la marche pendant le jour. La nuit, elle est à peu près impossible.

La station debout et la marche sont impossibles si on lui fait fermer les yeux.

Absence de réflexe rotulien.

La sensibilité à la piqûre est très diminuée dans les membres inférieurs ; la sensibilité au froid y est au contraire exagérée.

Au *cœur*, on trouve peu de chose à la pointe, où les bruits sont peut-être affaiblis ; mais il n'existe aucun souffle. A la base, le premier bruit est remplacé par un souffle bien caractérisé, et le deuxième bruit est complètement voilé. Le pouls est en même temps dur et peu sensible. M. Cornil conclut qu'il existe une lésion aortique, une aorte dure, dit-il, et athéromateuse.

XXXVI. JAUBERT. — *Anévrysme disséquant de l'aorte*, présenté à la Société anatomique le 25 février 1881, par M. Charles Féré, interne des Hôpitaux.

« Le 20 février, je fus envoyé par M. le professeur Charcot à l'hospice des Quinze-Vingts, pour y faire l'autopsie d'un ataxi-que sur lequel M. Fieuzal avait constaté l'atrophie des deux pa-

pilles. C'était un individu d'une soixantaine d'années, grand
buveur, qui, outre des phénomènes tabétiques, présentait un
certain degré d'excitation cérébrale, injuriait les religieuses du
service, et passait pour n'être pas sain d'esprit, bien qu'on n'eût
rien précisé à cet égard. Il était mort subitement après son repas.

A l'ouverture du cadavre, je trouve le péricarde distendu et
rempli par du sang en partie caillé ; mais, à cause de l'obscurité
de la salle où je faisais l'autopsie, je n'ai pu étudier les pièces
anatomiques que plus tard ; c'est ce qui fait qu'elles sont incom-
plètes. L'*aorte* avait été coupée au niveau du diaphragme. Lorsque j'ai voulu l'ouvrir par en bas, sur la paroi postérieure, je
me suis aperçu, dès le premier coup de ciseaux, que la paroi artérielle était séparée en deux couches ; j'ai continué l'incision de
la couche périphérique seule, dans une étendue de 15 centim.
environ, et on voit que, dans toute cette étendue, la couche
interne forme un canal complet, qui n'est séparé de la couche
externe que sur la demi-circonférence postérieure du vaisseau.
Sur toute l'étendue de la crosse aortique, j'ai incisé à la fois les
deux cylindres. On voit qu'à ce niveau le décollement se rétrécit,
pour se limiter à l'espace compris entre l'origine de la carotide
primitive et de la sous-clavière gauche, d'une part, et l'origine
du tronc brachio-céphalique, d'autre part. *Dans la portion as-
cendante de la crosse de l'aorte*, le décollement s'étend sur les
deux faces antérieure et droite, et comprend un peu plus que la
demi-circonférence du vaisseau ; il paraît descendre à peu près
jusqu'à la zone fibreuse de l'orifice aortique.

Sur toute la crosse de l'aorte, la couche externe, détachée du
vaisseau, est souple, et, lorsqu'on cherche à augmenter le décollement, on voit bien qu'elle n'est constituée que par la couche
celluleuse. *A la partie inférieure de la portion thoracique*, au contraire, à 6 ou 8 centim. au-dessous de l'origine de la sous-
clavière, le cylindre externe augmente brusquement d'épaisseur ;
il s'est augmenté d'une couche fibro-élastique, à peu près aussi

épaisse que celle qui reste sur le cylindre interne, et qu'on peut facilement séparer de la cellulose par la dissection.

Sur la crosse, le décollement paraît limité par les artères coronaires, brachio-céphalique et sous-clavière gauche. Dans le reste, les intercostales sont comprises dans l'étendue du décollement, et toutes, sauf deux, ont leurs tuniques internes rompues à ce niveau ; leur canal est, par conséquent, interrompu ; mais la lumière de ces vaisseaux paraît oblitérée par la rétraction.

L'orifice aortique du cœur a 92 millim. de large ; les *valvules* qui le ferment ont 3 millim. d'épaisseur sur certains points, et offrent vers leurs bords une surface irrégulière et rugueuse. Vers l'insertion, elles sont minces et lisses. La valvule droite a, à elle seule, 40 millim. de largeur ; les deux autres valvules sont réunies en une seule valve qui correspond à deux sinus ; au niveau de la soudure, le repli a 13 millim de largeur. *L'obturation était très insuffisante.* Le sinus qui correspond à la valvule droite est très large et profond, il contiendrait un œuf de pigeon ; il correspond à une *dilatation aortique,* au niveau de laquelle la face interne du vaisseau présente des plaques d'épaississement athéromateux. C'est dans cette dilatation, à 1 cent. et demi au-dessus du milieu de la valvule, qu'on trouve la rupture qui a donné lieu au décollement ; cette rupture est à peu près verticale, un peu festonnée, et a 13 millim. de largeur.

Presque en face de la rupture des tuniques internes, on voit, sur le cylindre externe, une petite perforation qui paraît circulaire, mais qu'on rend facilement linéaire lorsqu'on rend à la paroi sa forme. Cette perforation n'a guère que 4 millim. de long ; elle fait communiquer la cavité du décollement avec le péricarde ; c'est par là que s'est fait l'épanchement péricardique qui a déterminé la mort par compression du cœur.

Dans toute l'étendue de la cavité anévrysmale, il n'existait qu'une mince couche de liquide, impossible à mesurer. On

pourrait dire que la cavité était virtuelle ; il n'y avait nulle part
de caillots. Le décollement des parois de l'aorte et la rupture
dans le péricarde se sont effectués à un court intervalle et dans
un espace de temps assez court.

... Le *cœur était hypertrophié*, surtout dans sa partie ventriculaire gauche..... »

Telles sont les observations contenues dans la Thèse de Jaubert. Nous avons cherché, dans les divers auteurs, des cas nouveaux, que nous allons ajouter à cette liste, avec ceux qui nous
sont personnels.

XXXVII. TEISSIER[1]. — Le 14 mars dernier, nous avions l'occasion de faire la nécropsie d'un ataxique du Perron, le nommé
Crétin, mort à 73 ans, dans le coma, avec des phénomènes hémiplégiques du côté gauche, avec anesthésie correspondante et
eschare fessière du même côté. En dehors des lésions classiques
de la sclérose spinale postérieure, qu'il est facile de reconnaître,
et d'un foyer de ramollissement du lobe occipital droit, nous
avons constaté l'intégrité absolue de la crosse aortique ; mais,
en examinant avec soin les valvules sigmoïdes, nous ne tardâ-
mes pas à reconnaître l'existence, au niveau de l'angle postérieur
de la valvule la plus externe, d'une perforation très marquée,
large au moins de 3 millim, presque circulaire et séparée d'une
seconde perforation plus petite par un très fin cordage d'aspect
tendineux. L'importance de cette perforation nous frappa vive-
ment, étant données surtout l'intégrité du bulbe aortique et l'in-
dication de lésions analogues dans plusieurs des faits d'ataxie
héréditaire, publiés dans l'article de Friedreich dont nous venions
de faire la lecture. Ce rapprochement nous parut singulier, et
nous promîmes de poursuivre nos recherches dans ce sens à la
première occasion.

[1] Note sur les lésions trophiques des vulves aortiques dans l'ataxie locomotrice.
(Lyon médical, 10 février 1884.)

XXXVIII. Teissier[1]. — Le 15 juillet mourait, dans notre salle Saint-Émile, un autre ataxique, Carme, âgé de 60 ans, et qui, comme le précédent, venait de succomber avec des accidents hémiplégiques dont l'origine devait aussi trouver son explication dans une série de foyers de ramollissement. Le cœur fut examiné avec soin, et l'on retrouva des lésions analogues à celles qui avaient été constatées chez Crétin, mais beaucoup plus accentuées et avancées. Chez Carme, les trois sigmoïdes sont malades ; la valve externe présente à son bord postérieur une série de perforations agminées qui occupent ensemble une longueur de 5 ou 6 millim. La valve postérieure présente près de son bord libre une série de fenêtrations linéaires très nettes. La troisième valve est perforée à son centre. L'aorte n'est pas athéromateuse.

XXXIX. Teissier. — Insuffisance aortique s'est déclarée subitement à la suite d'une marche forcée faite la nuit par un froid rigoureux. Au terme de la course, douleur subite à la région précordiale, étouffement et palpitations violentes. Malade entendait lui-même piaulement dans sa poitrine. Le médecin reconnaît le souffle de la maladie de Corrigan.

XL. Friedreich[2]. — Ch. Lotsch. En 1860, palpitations pénibles, avec dyspnée et oppression, pâleur de la face, collapsus.

En janvier 1876, incoordination motrice des membres supérieurs et inférieurs. Paralysie motrice des membres inférieurs, où la sensibilité est très diminuée ; abolition du réflexe rotulien. Douleurs très vives. Accélération du pouls (120 à 156 pulsations). A l'autopsie, symphyse cardiaque, hypertrophie du ventricule gauche.

XLI. Personnelle. — B. A..., 56 ans, boulanger. Pas d'antécédents de rhumatisme.

[1] *Ibid.*
[2] Ueber Ataxie mit besonderer Berüchsichtigung der hereditären Formen. (Virch. Arch., 1876-77.)

Excès vénériens ; quelques excès alcooliques. Début de l'ataxie, il y a cinq ans ; des fourmillements dans les membres inférieurs et perte de la sensation du sol.

Ce malade, entré à l'Hôpital-Général en 1880, a présenté peu de phénomènes douloureux. A part les fourmillements dans les jambes et quelques crises de douleurs en ceinture, les phénomènes d'incoordination et d'anesthésie sont les seuls qui fixent l'attention.

En mai 1881, B... a du ténesme vésical et rectal. Les réflexes rotuliens sont abolis complètement. Retard de perception de sensibilité aux membres inférieurs. B... distingue parfaitement le chaud et le froid ; mais il ne sent pas si c'est une main qui lui prend la jambe. Anesthésie plantaire très marquée. Rien au cœur.

Au commencement de 1882, le malade se plaint de palpitations. Les douleurs sont toujours peu vives. L'anesthésie plantaire est très marquée ; les réflexes tendineux sont totalement abolis ; l'incoordination motrice n'a pas gagné les membres supérieurs. Dans le cours de cette année, le malade est envoyé à Balaruc. Il en revient sans son anesthésie plantaire. Mais, quelque temps après, les palpitations reviennent avec une certaine intensité, sans que l'on constate de lésion cardiaque.

C'est seulement à la fin de cette même année que M. le professeur agrégé Hamelin, chef de service, trouve chez B... un bruit de souffle systolique à la base, au foyer des bruits aortiques. Ce souffle est peu marqué, il ne se propage ni en haut ni en bas. Peu de temps après (avril 1883), congestion pulmonaire double, à répétition, et léger œdème péri-malléolaire tous les soirs, lorsque le malade se lève dans la journée. Le bruit de souffle systolique est devenu plus intense et se prolonge en haut, vers la clavicule et dans les vaisseaux de la base du cou.

En octobre 1883, l'œdème fait des progrès et monte jusqu'aux genoux ; la congestion pulmonaire s'étend de la base au sommet et se généralise. Crises de dyspnée, qui sont calmées assez rapidement par l'application de ventouses sèches sur la paroi postérieure de la poitrine. Urines rares, sans albumine. Pouls petit, 76 à 80 pulsations par minute, régulier.

15 octobre. Congestion marquée des deux bases pulmonaires; souffle doux dans les lobes supérieurs; sous-crépitants nombreux dans les lobes inférieurs.

20. Accès de dyspnée ; souffle intense aux sommets, et sous-crépitants aux bases.

21. Pouls petit, dur, à 92. Urines peu abondantes. Le Convallaria maïalis augmente rapidement la quantité des urines, diminue considérablement l'œdème. La congestion pulmonaire persiste encore, mais moins accusée.

Depuis cette époque, la situation est demeurée à peu près la même. Il y a encore de l'œdème jusqu'aux genoux, de temps en temps ; mais les crises de dyspnée sont rares et moins intenses.

XLII. LETULLE [1].— *Ataxie locomotrice caractérisée par des douleurs atroces pendant sept ans ; rétraction de l'aponévrose palmaire. Athérome artériel généralisé, insuffisance aortique. Asystolie chronique.— Mort.*

G. V.., 44 ans. Pas d'antécédents de rhumatisme. Atteint de douleurs fulgurantes depuis sept ans. Entré à la Pitié, service du Dr Gombaud, le 17 janvier 1877. Maigreur squelettique. Pas d'incoordination motrice, mais oscille sur ses jambes quand on lui ferme les yeux. Faiblesse générale ; douleurs fulgurantes atroces, occupant toute la hauteur du rachis et irradiant dans les quatre membres et la face. Légère amblyopie ; crises gastralgiques rares ; crises rectalgiques atroces, mais rares.

Battements artériels visibles au cou ; palpitations fréquentes ; pouls bondissant, régulier. Hypertrophie énorme du cœur ; la

[1] Gazette médicale de Paris, 1880.

pointe bat dans le huitième espace. Au troisième espace droit, souffle diastolique aspiratif, prolongé, descendant le long du sternum.

Rétraction spontanée de l'aponévrose palmaire. Artères temporales et fémorales dures, un peu épaissies.

24 juin. Dyspnée ; léger œdème des membres inférieurs ; un peu d'albumine dans les urines, qui sont assez rares.

25. Léger œdème de la face.

3 juillet. Anasarque, anurie complète.

23 août. Orthopnée. Mort.

A l'*autopsie*, lésions médullaires caractéristiques.

Cœur énorme, rempli de caillots ; pèse vide 860 gram. ; athérome très étendu de l'aorte, commençant au niveau de l'orifice, dont les valvules sont rétractées, épaissies, largement insuffisantes. Athérome des artères cérébrables. Artérite chronique rénale ; foie muscade.

XLIII. LETULLE [1]. -- *Ataxie locomotrice fruste. Douleurs fulgurantes, crises gastro-intestinales. Artérite chronique généralisée. Hypertrophie du cœur ; lésions complexes de l'orifice aortique ; lésions mitrales ; rugosités aortiques. Angine de poitrine.*

R. A..., 48 ans, cuisinier, rentré à la Pitié, service du professeur Peter, en 1879.

Début, il y a trois ans et demi, par douleurs atroces dans les membres inférieurs et la face, revenant par accès. Parfois palpitations violentes et oppression.

A trois reprises différentes, douleurs extrêmes dans la région sternale supérieure ; angoisse indéfinissable : « il se sentait mourir ». Une fois la crise s'est terminée par une syncope.

État actuel.—— Membres inférieurs affaiblis ; pas d'incoordination ; un peu d'anesthésie plantaire ; abolition du réflexe rotu-

---

[1] *Loc. cit.*

lien ; douleurs en ceinture ; crises gastriques ; crises rectalgiques ;
douleurs dans toute la hauteur du rachis ; vue un peu affaiblie.

Palpitations ; souffles nombreux : 1° au niveau de la crosse
aortique, sur la partie supérieure du sternum, un double bruit
de souffle très rude, très court, se propageant vers la clavicule
gauche ; 2° souffle diastolique aspiratif, un peu rude, et souffle
systolique court, mais fort, au foyer de l'orifice aortique ; 3° à la
pointe, un roulement légèrement présystolique et prolongé,
se propageant vers l'aisselle gauche. Le malade entend un bruit
de soufflet dans sa poitrine.

FRÉQUENCE ET NATURE DES LÉSIONS.

A. FRÉQUENCE.— Pour Grasset, la coïncidence des lésions cardiaques et de l'ataxie serait assez rare. Et, en effet, lors de la
publication du mémoire du Professeur de Montpellier, la question avait à peine été effleurée. Il n'est donc pas étonnant que
les faits connus à ce moment fussent en petit nombre, l'attention
n'ayant pas été attirée de ce côté.

Pour Jaubert, au contraire, les faits de coïncidence sont loin
d'être rares. Il en est de même pour Teissier, qui a réuni d'assez nombreuses observations. Et il est fort probable que le nombre des faits relatés va s'agrandir tous les jours.

Sans être bien fréquente, la coïncidence n'est donc pas rare,
et ce fait a beaucoup d'importance si l'on considère que dans
presque toutes les observations connues, l'étiologie particulière,
classique, des lésions cardiaques est absente.

B. NATURE.—Berger et Rosenbach ne citent que des cas d'insuffisance aortique.

Grasset est loin d'avoir observé la même particularité. Sur les
17 observations qu'il a réunies, nous trouvons :

Insuffisance mitrale. . . . . 6 cas.

Insuffisance aortique. . . . . 3 —

Insuffisance mitrale et rétr. aort. . 1 —

Insuffisance et rétrécissement aort. 1 —

Athérome . . . . 3 —

Troubles fonctionnels. . . , . . . 2 —

Lésions indéterminées. . . . . . . 1 —

On voit dans ce tableau que la valvule mitrale est atteinte dans 7 observations, les valvules aortiques dans 5, et enfin que dans 3 cas il y a de l'athérome de l'aorte.

Letulle, qui s'est occupé surtout de la recherche de l'athérome, fait remarquer que cette lésion est fréquente. Sur les neuf cas avec autopsie, cinq fois on a trouvé de l'athérome. Dans ces mêmes cas, l'insuffisance aortique prédomine. En effet, sur huit autopsies, ont trouvé l'insuffisance aortique :

Berger et Rosenbach. . . . . . . 5 fois

Grasset. . . . , ... 1 —

Letulle. . . . . 1 —

soit sept fois, et l'insuffisance ou le rétrécissement mitraux n'ont été observés qu'une fois. Cette prédominance serait le fait de l'athérome.

Jaubert, sur les 12 observations qu'il a recueillies, a trouvé onze fois des lésions aortiques, coïncidant dans quatre cas avec des lésions mitrales. Une seule fois l'aorte était intacte.

Nous pouvons donc classer ainsi les 36 observations contenues dans la Thèse de Jaubert (faits de Grasset et de Jaubert réunis) :

Lésions mitrales et aortiques. . . 2 fois.

Lésions mitrales. . . . . 9 —

Lésions aortiques. . . . . 23 —

Athérome. . . . . 9 —

Les lésions aortiques se décomposent ainsi :

Insuffisance. . . . . 13 fois.

Rétrécissement . . . . 4 —

Insuffisance et rétrécissement. . 2 —

État fenêtré. . . . . 2 —

Athérome. . . . . 8 —

Sur les sept observations que nous avons réunies, nous trouvons :

Insuffisance aortique et athérome. . . . 1

Insuffisance aortique et état fenêtré. . 1

Hypertrophie du ventricule gauche. . . 1

Lésions mitrales et aortiques. 1

Rétrécissement aortique. 1

État fenêtré. 2

En résumant, nous décomposons ainsi les lésions observées

Lésions mitrales seules. . . . . . 9 fois.

Lésions mitrales et aortiques. . . . 3 —

Lésions aortiques. . . . . 27 —

Athérome. . . . . 10 —

État fenêtré. . . . . 5 —

Hypertrophie simple. . . . . 1 —

Les lésions aortiques se décomposent ainsi :

Insuffisance. . . . . 15 fois.

Insuffisance et rétrécissement. . . 3 —

Rétrécissement. . . . . 5 —

Athérome. . . . . 9 —

État fenêtré. . . . . 5 —

Donc trente-sept fois les valvules aortiques étaient atteintes à des degrés divers. Si l'on ajoute à cela les observations de dilatation de l'aorte avec athérome ou d'athérome de ce vaisseau

4

sans dilatation, on voit que dans la très grande majorité des cas il s'agissait de lésions aortiques, point important à retenir, et que nous rappellerons à l'article suivant.

Un autre point aussi important, c'est l'existence assez fréquente de l'athérome artériel, chez des malades relativement jeunes, dans tous les cas d'un âge trop peu avancé pour avoir de l'athéromatie sénile.

C. Particularités cliniques. — Ce qui frappe surtout chez les ataxiques cardiaques, c'est la tolérance de leur cardiopathie. Le plus souvent, et beaucoup des observations que nous avons recueillies sont concluantes à ce point de vue, le plus souvent, disons-nous, la lésion cardiaque passe inaperçue, et ce n'est qu'à l'autopsie qu'on la rencontre. Lorsque la lésion est reconnue du vivant du malade, c'est le plus souvent par hasard qu'on l'a découverte, ou parce que le malade se plaint de palpitations. Sous ce rapport, il y a beaucoup d'analogie entre les ataxiques et les vieillards. Mais, tandis que chez ceux-ci la lésion est le plus souvent tolérée d'une façon singulière, par le seul fait qu'elle est plutôt artérielle que cardiaque, et qu'à ce titre elle occupe généralement l'aorte et les valvules sigmoïdes de ce vaisseau, chez les premiers, au contraire, les lésions mitrales, les moins tolérables de toutes, passent souvent inaperçues, tant elles occasionnent peu de désordres dans l'économie. Témoin le malade cité par Grasset, lequel malade est encore à l'hôpital, toujours en proie à des douleurs atroces, mais n'éprouvant, de par sa lésion mitrale, très prononcée cependant, autre chose que des palpitations. Et les exemples de ce genre ne manquent pas.

Les lésions cardiaques des ataxiques ne s'installent pas aussi brusquement que celles qui sont le fait du rhumatisme : elles mettent des formes à leur envahissement; elles se créent sournoisement une place. Et c'est précisément pour cela que, l'attention de praticien n'étant pas attirée de leur côté, les faits de coïncidence de l'ataxie locomotrice et des cardiopathies sont considérés comme fort rares. L'avenir démontrera certainement qu'ils sont plus fréquents qu'on ne le croit généralement.

Nous devons aussi appeler l'attention sur ce fait de la fréquence de l'athérome chez des ataxiques encore dans la force de l'âge. Il y a là quelque chose de particulier. Nous en reparlerons.

PATHOGÉNIE.

Comment et pourquoi ces lésions de l'appareil cardio-vasculaire se produisent-elles chez les ataxiques ?

Plusieurs hypothèses ont été émises par ceux qui se sont occupés de la question. Ces hypothèses, nous allons les examiner successivement. Les voici :

1° Il y aurait simplement superposition des deux lésions ;

2° Le cœur, primitivement atteint, serait le point de départ, la cause prochaine de l'ataxie ;

2° Le tabes serait primitif et les lésions cardiaques seraient produites par l'action directe de la moelle sur le cœur ;

4° Le tabes entraînerait les lésions cardiaques, non par action directe, mais par suite du rentenissement douloureux de l'ataxie sur le cœur ;

5° Les lésions cardiaques et le tabes seraient sous la dépendance d'une cause unique, d'une modification de l'économie (diathèse fibreuse), ou d'une altération des vaisseaux artériels (endartérite oblitérante des petits vaisseaux).

La première hypothèse ne pourrait être soutenue que si, dans les cas de lésions cardiaques chez des ataxiques, nous trouvions l'étiologie ordinaire des maladies du cœur. Or, chez la plupart des malades, cette étiologie fait complètement défaut. De plus, comme le fait observer avec raison M. le professeur Grasset, on constate, chez presque tous, une marche clinique bien différente de la forme classique, et ressemblant à celle de la plupart des lésions aortiques chez le vieillard. Cette hypothèse ne suffit donc pas pour tout expliquer.

La deuxième hypothèse ne nous paraît pas plus soutenable que la précédente. De quelle façon, en effet, les lésions cardiaques pourraient-elles retentir sur la moelle? Elles peuvent bien produire des embolies et des troubles circulatoires divers ; mais ces accidents produiraient plutôt une lésion diffuse et non une lésion systématisée. Ces cardiopathies, d'ailleurs, ressembleraient aux faits classiques, et il y aurait retentissement sur les autres organes en même temps que sur la moelle. Enfin, on n'observerait pas, ainsi que cela se voit dans la presque généralité des faits connus, le tabes avant la cardiopathie, mais bien la chose inverse.

La troisième hypothèse a été soutenue avec quelque apparence de raison. Il est évident que Charcot exprime une idée vraie lorsqu'il dit : « Les lésions de l'axe cérébro-spinal retentissent fréquemment sur les diverses parties du corps et y déterminent, par la voie des nerfs, des troubles variés de nutrition. Ces lésions consécutives peuvent frapper la plupart des tissus et occuper les régions du corps les plus diverses : la peau, le tissu cellulaire, les muscles, les articulations, les os eux-mêmes, ou enfin les viscères ». Mais pour admettre cette action directe de la moelle sur le cœur, faudrait-il au moins que la moelle cervicale eût été lésée dans la généralité des cas cités, ce qui est loin d'être démontré, puisque, au contraire, dans la plupart des observations, la partie inférieure de la moelle était seule atteinte.

Cette hypothèse ne peut donc pas expliquer tous les cas, et doit être abandonnée.

La quatrième hypothèse a la faveur de notre savant Professeur.

Pour Grasset, l'ataxie locomotrice produirait les cardiopathies, non pas par action directe, non pas à titre de maladie de la moelle, mais à titre de maladie douloureuse. Et voici les arguments qu'il fait valoir à l'appui de sa théorie.

Les expériences de Fr. Franck (*Effets des excitations des nerfs sensibles sur le cœur, la respiration et la circulation artérielle*) sur les excitations des narines, de la muqueuse laryngée, des nerfs rachidiens, des nerfs viscéraux, l'ont conduit à admettre que c'est par les pneumogastriques que s'exécute la transmission centrifuge des impressions réfléchies sur le cœur ; que le bulbe rachidien est le centre par lequel passent nécessairement toutes les impressions périphériques assez intenses pour amener des perturbations cardiaques ; que la douleur perçue est seulement le facteur, non nécessaire, de la production du réflexe bulbaire.

« En résumé, dit Franck, un homme ou un animal soumis à des excitations périphériques douloureuses peut présenter les troubles cardiaques pour deux raisons qui sont réunies et concourent au même résultat chez un sujet intact : d'abord, la transmission centripète pure et simple le long du nerf sensible et des conducteurs centraux ; ensuite, la douleur perçue, qui retentit sur les centres d'arrêt du cœur, en ajoutant son influence à la première.

» Supprimez l'une de ces deux voies, la *perception cérébrale*, l'effet se produit encore (chez les animaux sans hémisphères) ; ce sera un réflexe ordinaire, rien de plus.

» Faites subir d'emblée la secousse douloureuse aux hémisphères cérébraux (émotion soudaine), *sans impressionner les nerfs périphériques*, l'arrêt du cœur se produira aussi. »

De leur côté, Couty et Charpentier [1] ont excité les divers appareils de l'économie avec des agents divers : aloès, chlorure de sodium, coloquinte, acide acétique, acide sulfhydrique, essences

[1] Recherches sur les effets cardio-vasculaires des excitations des sens. (Archiv. de Physiologie, 1877.)

diverses, bruits métalliques, sifflements, cris divers, lumière diffuse, lampe à gaz, gestes de menaces ou de caresses. Tous ces excitants ont déterminé des troubles divers, mais souvent comparables, *comme intensité*, à ceux d'origine périphérique (accélération ou ralentissement du cœur, augmentation ou abaissement de la tension artérielle). Mais, dans ces réflexes sensoriels, il fallait l'intervention du cerveau.

D'après ces auteurs, le réflexe cardio-vasculaire serait lié, non à la perception sensitive, mais à un *travail cérébral, consécutif et contingent*. « C'est le travail cérébral, émotionnel, si l'on veut, excessivement variable pour la même excitation, qui réagit secondairement sur la circulation par l'intermédiaire du mésocéphale. » Enfin l'excitation sensorielle ne déterminera un réflexe cardio-vasculaire que lorsqu'elle sera *émotionnelle*.

Donc, dit Grasset, la physiologie indique la possibilité des maladies cardiaques par douleurs. Et il passe de la physiologie à la clinique, pour y trouver de nouveaux arguments.

Potain [1] avait déjà attiré l'attention sur les lésions du cœur droit consécutives aux maladies du foie. Pour ce savant clinicien, il se produirait, dans ce cas, une insuffisance tricuspidienne par contraction réflexe des vaisseaux du poumon, et le pneumogastrique serait la voie des excitations centripètes et centrifuges.

Teissier fils ajouta aux maladies du foie celles de intestins et des ligaments larges. Mais le pneumogastrique n'est plus, pour lui, la voie centripète ; l'excitation est transmise aux centres par le grand sympathique [2]. Fr. Franck prit à ce sujet la parole pour dire que rien ne démontre que le pneumogastrique contienne les vaso-moteurs du poumon ; que ce nerf, qui a une action sur les muscles bronchiques, n'en a pas sur les vaisseaux du poumon ; qu'en conséquence, la voie centrifuge du réflexe est le grand sympathique, qui forme ainsi l'arc tout entier.

---

[1] Association française pour l'avancem. des Sciences. Session de Paris, 1878.

[2] Association franç. pour l'avanc. des Sciences. Session de Montpellier, 1879.

À son tour Morel, étudiant l'influence des lésions rénales sur la production des lésions du cœur droit, s'exprimait ainsi : « Il est probable que les lésions cardiaques que l'on observe à la suite et durant le cours des néphrites, sont dues en grande partie à un retentissement nerveux sur le système circulatoire, car dans nos tracés nous avons constaté à diverses reprises que les excitations rénales provoquent non seulement une augmentation de la tension sanguine dans l'artère pulmonaire, mais encore une élévation de la tension artérielle dans la carotide gauche ».

Les signes observés pour le cœur droit seraient, dans l'ordre de succession chronologique : 1° renforcement du second temps au niveau de l'orifice pulmonaire ; 2° dédoublement du second bruit ; 3° Souffle tricuspidien ; 4° Souffle au niveau de l'orifice auriculo-ventriculaire droit, avec vrai pouls veineux et battements hépatiques.

De ses recherches expérimentales et de ses tracés, Morel conclut que le retentissement cardiaque est le résultat d'une action réflexe s'exerçant sur les vaisseaux du poumon ; que cette action réflexe a pour voie : le grand sympathique, le bulbe, la moelle cervicale et les fibres nerveuses, qui de la moelle se portent au premier ganglion thoracique du grand sympathique pour concourir ensuite à la formation du plexus pulmonaire.

En l'état, on admet donc l'influence des lésions hépatiques, intestinales et rénales sur le cœur ; mais on veut que cette influence s'exerce mécaniquement du poumon sur le cœur. Le poumon est donc l'intermédiaire obligé.

Or, pour Grasset, il n'est nullement nécessaire d'admettre cet intermédiaire, et rien n'en prouve l'existence. En effet, les troubles dans la circulation pulmonaire manquent le plus souvent ; le cœur droit n'est pas seul atteint. De plus, Morel et Gangolphe [1] admettent l'action sur le cœur gauche. « Il faut donc

---

[1] Gongolphe ; Bruit de souffle mitral dans l'ictère. Thèse de Paris, 1878.

admettre, dit Grasset, une action sur les autres artères, soit ; mais pourquoi exclure l'action nerveuse s'exerçant directement sur le cœur ? Les expériences de Couty et Charpentier nous ont montré qu'une excitation centripète, qu'une impression douloureuse ou sensorielle, retentit sur le cœur. Pourquoi donc ne pas admettre que l'excitation partie du foie ou de l'estomac malade, des divers organes abdominaux, se réfléchit dans l'axe bulbo-spinal et agit directement sur le cœur ? »

Et Grasset admet « une action réflexe partant toujours de l'organe sensible et aboutissant au cœur lui-même ».

Or, les troubles dans le fonctionnement du cœur, s'ils sont durables, peuvent amener des altérations anatomiques de cet organe. Il est ainsi facile d'expliquer les lésions, soit du cœur gauche, soit du cœur droit, dans les affections douloureuses en général, et dans l'ataxie locomotrice en particulier.

Ces idées, exprimées timidement et avec réserve par M. le professeur Grasset, sont admises par beaucoup de praticiens. Peter commence son beau *Traité des maladies du cœur et de l'aorte* par cette phrase significative et éminemment vraie : « Le cœur, qui est le plus matériel de nos organes, en est aussi le plus impressionnable ; il est à la fois un centre d'impulsion physique et un centre de réflexion psychique ; un centre d'impulsion physique, en ce sens qu'il donne le branle à cette fonction d'abord toute matérielle, la circulation ; un centre de réflexion psychique, en cet autre sens qu'il subit le contre-coup de toutes nos émotions. De sorte que voilà cet organe, si actif quant à la circulation, qui est passif au même degré quant à nos passions, et qui est ainsi un *instrument* de *physique* qui *souffre* ». C'est dans le même ouvrage que nous cueillons les passages suivants : « Si des excitations parties du cœur peuvent retentir sur toute la périphérie vasculaire, et conséquemment sur tout l'organisme, par contre les excitations qui portent sur les nerfs sensitifs répandus à la surface du corps et des viscères peuvent modifier le fonctionnement du cœur.

« Ainsi, et d'une façon toute matérielle, la percussion brusque de l'abdomen peut arrêter le cœur, l'excitation du laryngé supérieur peut accélérer ses battements, et les influences de ce genre s'observent à chaque pas dans les maladies. »

. . . .

« Nous venons de voir que l'innervation du cœur présente avec celle des vaisseaux de grandes analogies ; il n'est pas moins intéressant de remarquer la solidarité que le système nerveux établit entre toutes les parties de l'appareil circulatoire. Les nerfs sensitifs établissent un véritable équilibre entre le cœur et les vaisseaux.

» Mais ces connexions intimes, qui dans l'état physiologique ont des résultats si utiles, peuvent, dans l'état de maladie, avoir de fâcheuses conséquences. Combien de fois des troubles cardiaques ne sont-ils pas l'effet de lésions lointaines de l'intestin, de l'estomac, du foie, du rein, etc ! »

. . . .

Toutes les parties de l'organisme sont étroitement unies entre elles, rien n'est simple dans leurs lésions, et partout apparaît, sinon prédomine, l'influence du système nerveux.

Après cela, nous sommes bien tenté d'adopter cette théorie du retentissement sur le cœur de l'ataxie locomotrice, en tant que maladie douloureuse. Avec Grasset et Teissier, nous admettons cette opinion, mais dans quelques cas seulement. Teissier a dit, avec raison selon nous : « L'ataxique, dont le pouls bat très ordinairement d'une façon précipitée, a presque autant de droit à devenir cardiaque que le malade atteint de goître exophtalmique ». Mais il est des cas, et ils sont nombreux, où cette théorie est insuffisante Que peut produire en effet cette douleur atroce, prolongée, des tabétiques sur l'organe central de la circulation ? A notre humble avis, des troubles fonction-

nels, de la dilatation, de l'hypertrophie, peut-être de la myo-
cardite ; les lésions valvulaires, et en particulier les lésions aortiques, que l'on rencontre le plus souvent, l'athérome, ne sont
pas justiciables de cette explication pathogénique. Il y a plus : des
malades chez lesquels les douleurs sont atroces et durent longtemps, sont indemnes de lésions cardiaques. Le malade couché
au n° 8 de la salle Saint-Charles, à la Clinique des vieillards,
est en proie à des douleurs de ce genre depuis bientôt vingt ans,
et l'on cherche vainement chez lui des signes ou des symptômes
de lésion cardiaque quelconque. Son voisin, le malade dont nous
rapportons plus haut l'observation, n'a souffert que pendant quelques mois, et sa lésion cardiaque (rétrécissement aortique) est
difficilement tolérée.

La théorie de Grasset peut donc s'appliquer à quelques cas,
relativement rares ; elle est insuffisante à donner raison de tous
les faits.

La cinquième hypothèse est bien séduisante. Nous avons déjà
dit que H. Martin attribue la cause des lésions cardiaques, chez
les ataxiques, à une altération de petits vaisseaux capable d'entraîner à la fois l'ataxie et les lésions de l'orifice aortique. L'artérite chronique, l'artério-sclérose généralisée, seraient ainsi,
dans certains cas, la cause des deux lésions. Il est vrai que
H. Martin ne donne, à l'appui de son opinion, qu'une seule
autopsie. Mais Peter accuse l'artério-sclérose généralisée de
produire à la fois la néphrite interstitielle et l'hypertrophie du
ventricule gauche, cette hypertrophie étant d'ailleurs la résul-
tante des efforts que fait le cœur pour lutter contre l'obstacle
artériel. Letulle admet que l'existence, dans beaucoup de cas,
d'altérations artérielles telles que l'athérome, l'artérite chronique, explique suffisamment la coïncidence d'une cardiopathie et
de l'ataxie locomotrice. On sait que pour Debove et Letulle [1], une

[1] Archives générales de Médecine, 1880.

même lésion de nutrition produirait une artério-sclérose, la néphrite interstitielle et la sclérose cardiaque. Cette lésion de
nutrition pourrait d'ailleurs frapper d'autres organes : le foie, la
rate, le poumon, l'estomac, la rétine [1]. Jaubert y ajoute les cordons postérieurs de la moelle.

Nous ferons d'abord observer que nous nous refusons à
admettre l'existence de la diathèse fibreuse (car c'est ainsi que
Debove et Letulle appellent la lésion de nutrition dont il s'agit).
Nous admettons, en second lieu, avec Peter, que la néphrite
interstitielle et l'hypertrophie du ventricule gauche ne peuvent
être nullement considérées comme des lésions de même nature.
Cela dit, il ne nous répugne nullement d'admettre que l'endartérite oblitérante progressive, l'artério-sclérose généralisée, ne
puissent produire les lésions de l'ataxie locomotrice et celles de
l'orifice aortique, vu le nombre de cas relativement considérable
où l'on a trouvé les lésions d'orifice et l'athérome aortique, chez
des sujets relativement jeunes. Mais nous risquerons, à notre
tour, une hypothèse au sujet des causes prochaines de l'artério-
sclérose elle-même, d'une part, et des lésions aortiques, d'autre
part.

Peter fait remarquer que l'artério-sclérose généralisée est le
lot des organismes usés, le lot des viveurs. Quant aux lésions des
valvules aortiques et de l'acrte qui sont de cause endartéritique,
elles se développeraient chez les surmenés, les libertins, les
ivrognes et les tabagiques [2]. Or les ataxiques peuvent bien, ce
nous semble, rentrer dans plusieurs de ces catégories de malades. Il y a plus : Virchow cite des cas d'endocardite chronique
syphilitique avec épaississement scléreux de l'endocarde et des
valvules [3], et l'on sait que bien souvent l'ataxie est d'origine
syphilitique. Il peut donc se faire, nous le croyons du moins,

[1] Dreyfus-Brissac ; Gazette hebdomadaire, 1881, n° 4.
[2] Peter ; Traité des maladies du cœur, 1882.
[3] *Ibid.*, pag. 420.

que dans quelques cas, tabes et lésions cardiaques, surtout lésions des valvules et de l'orifice aortique, soient l'effet d'une même cause générale, d'un même état particulier de l'organisme. Cette théorie suffirait à expliquer peut-être les faits de lésions trophiques des valvules sigmoïdes de l'aorte signalés par Teissier, et que cet auteur rapporte à l'ataxie locomotrice elle-même. Cependant nous avons été frappé de l'existence de ces lésions trophiques (état fenêtré amenant des déchirures valvulaires) presque exclusivement chez des malades atteints d'affections nerveuses chroniques, et nous réservons à ce sujet notre opinion, les faits relativement nombreux de Teissier étant de nature à donner une certaine autorité à l'opinion qu'il émet.

CONCLUSIONS GÉNÉRALES.

Si nous résumons ce court exposé, nous pouvons conclure que :

1º La coïncidence de lésions cardio-vasculaires avec l'ataxie locomotrice n'est pas fort rare. Si elle a été observée dans un nombre très restreint de cas, c'est parce que l'attention des cliniciens n'avait pas été attirée de ce côté, les cardiopathies, dans ces cas, se faisant généralement remarquer par leur tolérance.

2º Les lésions aortiques sont les plus fréquentes (insuffisance, rétrécissement, athérome).

3º Les lésions cardiaques que l'on observe chez les ataxiques sont, dans la presque généralité des cas, indépendantes des causes communes, classiques, de l'endocardite (rhumatisme, etc.).

4º Ces lésions ne sont pas toutes susceptibles de la même interprétation. On peut admettre, dans le plus grand nombre des cas, que la lésion cardiaque et la lésion médullaire sont sous la dépendance d'un même état général, produisant l'artériosclérose généralisée. L'action prolongée de la douleur peut expliquer certaines cardiopathies (troubles fonctionnels, dilatation, hypertrophie).

5º La lésion médullaire pourrait peut-être entraîner des lésions trophiques des valvules aortiques, ainsi que l'admet Teissier.

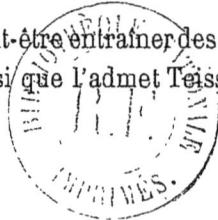

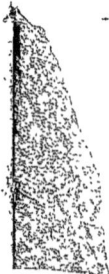

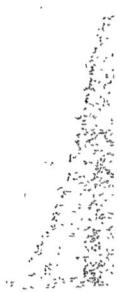

www.ingramcontent.com/pod-product-compliance
Lightning Source LLC
Chambersburg PA
CBHW050550210326
41520CB00012B/2788